Sabrine Mejdoub Fehri

Ecografia do tórax e COVID-19

Sabrine Mejdoub Fehri

Ecografia do tórax e COVID-19

Do diagnóstico ao tratamento

ScienciaScripts

Imprint

Cover image: www.ingimage.com

This book is a translation from the original published under ISBN 978-620-3-43461-3.

Publisher:
Sciencia Scripts
is a trademark of
Dodo Books Indian Ocean Ltd. and OmniScriptum S.R.L publishing group

120 High Road, East Finchley, London, N2 9ED, United Kingdom
Str. Armeneasca 28/1, office 1, Chisinau MD-2012, Republic of Moldova, Europe
Managing Directors: Ieva Konstantinova, Victoria Ursu
info@omniscriptum.com

Printed at: see last page
ISBN: 978-620-8-53752-4

ÍNDICE DE CONTEÚDOS

INTRODUÇÃO

No final de dezembro de 2019, uma série de casos de pneumonia viral causada por um novo coronavírus surgiu em Wuhan, na China, e rapidamente se espalhou por todos os continentes. Este coronavírus, identificado em amostras das vias respiratórias, foi designado SARS-CoV-2 para Síndrome Respiratória Aguda Grave CoronaVirus-2 pelo ICTV (Comité Internacional de Taxonomia de Vírus) [1]. A doença que provoca foi designada pela OMS como COVID-19, ou seja, Doença do Coronavírus 2019. O SARS-CoV-2 pertence à família Coronaviridae, tal como o SARS-CoV e o MERS-CoV, que foram responsáveis por epidemias em grande escala em 2003 e 2012, respetivamente [1]. A epidemia tornou-se uma "emergência de saúde internacional" no final de janeiro de 2020 [2,3]. A apresentação clínica mais típica da COVID-19 é uma infeção respiratória febril com tosse seca, dispneia aguda e mialgias. Cerca de 15-20% dos casos são graves e 2-3% são fatais [3-5]. É essencial diagnosticar esta doença o mais cedo possível, a fim de isolar os indivíduos infectados e limitar a propagação da epidemia. O método de diagnóstico de referência é a análise laboratorial do ARN viral através de RT-PCR (reação em cadeia da polimerase com transcriptase reversa) em esfregaços nasofaríngeos. Embora a especificidade do teste viral seja excelente, a sua sensibilidade é imperfeita (60- 70%) porque depende da qualidade da amostra e da taxa de replicação viral no trato respiratório superior [6-8]. A TC de tórax é uma alternativa, particularmente para pacientes em dificuldade respiratória cujo tratamento não deve ser adiado. Por este motivo, realizámos este estudo para determinar o papel da TC torácica no diagnóstico e tratamento de doentes com infeção por COVID-19.

DOENTES E MÉTODOS

1. Tipo de estudo :

Trata-se de um estudo retrospetivo e descritivo que inclui 251 pacientes hospitalizados na unidade de isolamento COVID-19 do Hospital Universitário de Gabès, durante o período de janeiro a março de 2021, 248 dos quais realizaram uma primeira tomografia computorizada torácica.

2. População do estudo :

2.1. Critérios de inclusão :

- Doentes com infeção por SARS-CoV-2 confirmada por RT-PCR e sinais radiológicos de pneumonia por COVID-19 na radiografia do tórax

- Ou os doentes que efectuaram um exame torácico com a presença de

sinais típicos COVID-19 .

- Doentes hospitalizados em unidades de isolamento COVID-19

- O envolvimento pulmonar sugestivo de infeção por SARS-CoV-2 na TC do tórax, de acordo com a Société Française de Radiologie (SFR), a European Society of Radiology e a North American Society of Radiology (RSNA), caracteriza-se por um aspeto em vidro fosco periférico e bilateral e/ou multifocal com uma morfologia arredondada com ou sem consolidação ou linhas intralobulares visíveis ("crazypaving") e caraterísticas de pneumonia organizada, incluindo o sinal do halo invertido. Foi relatada uma predominância posterior da distribuição em doentes com COVID-19 e foi quase uniformemente observada em casos típicos.

- A extensão das anomalias é definida como: mínima (<10%), moderada (11-25%), significativa (26-50%), grave (51-75%) e crítica (>75%).

2.2. Critérios de não-inclusão :

- Doentes que não tenham efectuado uma tomografia computorizada do tórax.

- Os doentes COVID -19 não hospitalizados na unidade de isolamento COVID-19

3. Recolha de dados :

Recolhemos os seguintes dados dos registos dos doentes internados na unidade de isolamento da COVID-19, utilizando formulários individuais informatizados:

- Caraterísticas epidemiológicas (idade, sexo, tabagismo, co morbilidades).

- Caraterísticas Infeção por COVID-19

- Contágio por SARS-CoV-2

- Atraso no diagnóstico: é o tempo que decorre entre o início dos sintomas e o diagnóstico. e consulta

- Sinais funcionais

- Meios de diagnóstico

- Sinais ao exame clínico

- Dados biológicos

- Eletrocardiograma

- Dados da tomografia computorizada do tórax

  - Técnica de scanner torácico

  - Tipo e extensão das anomalias radiológicas

- Gestão terapêutica

- Assistência ventilatória
- Terapia sistémica com corticosteróides
- Terapia com antibióticos
- Anti-coagulante
- Terapia vitamínica
- Evolução

4. Análise estatística :

Os dados foram introduzidos no Microsoft Excel® e analisados no SPSS® versão 20. Para as variáveis qualitativas, foram calculadas frequências simples e frequências relativas (percentagens). Para as variáveis quantitativas, calculámos as médias e medianas e determinámos os valores extremos e o desvio padrão.

RESULTADOS

Durante o período de estudo, 251 doentes foram admitidos na unidade de isolamento da COVID-19, 248 dos quais (98,8%) efectuaram uma TAC torácica na admissão.

1. Caraterísticas gerais da população do estudo :

1.1.Idade :

Na nossa população, a idade média era de 65 anos (18-100 anos).

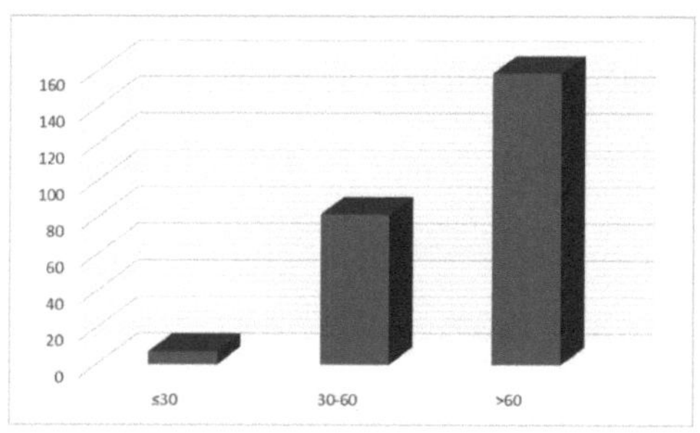

Figura 1: Repartição por grupo etário

1.2.sexo :

Na nossa série, 139 doentes eram do sexo masculino, ou seja, 56% dos casos.

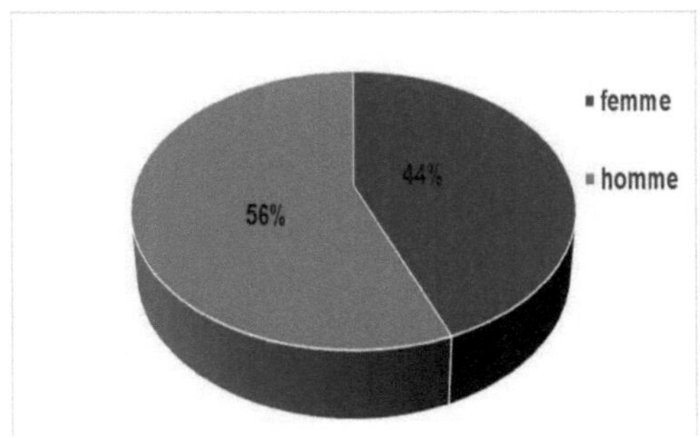

Figura 2: Repartição por género

1.3. Estado de fumador :

Vinte e cinco doentes (10%) eram fumadores (de qualquer tipo). Para os doentes que consumiam cigarros, o consumo médio foi de 40 anos-maço (p.a.) (de 5 a 100 p.a.).

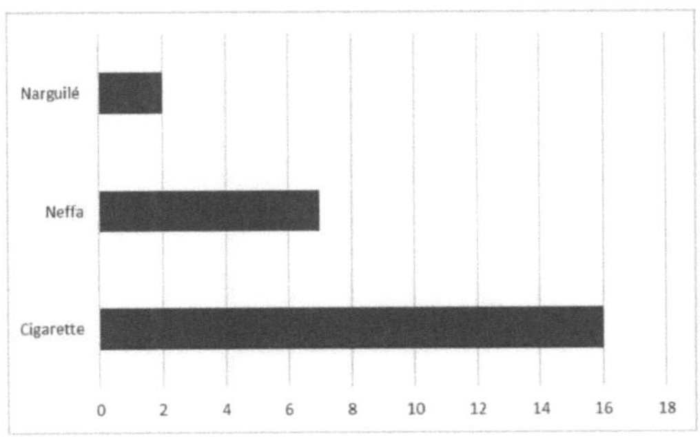

Figura 3: Distribuição por tipo de intoxicação por tabaco

1.4. Comorbilidades:

1.4.1. História respiratória :

A história respiratória foi registada em 11 casos (4,4%). (Tabela I)

1.4.2. Antecedentes não respiratórios :

Os antecedentes de patologia não respiratória foram registados em 187 doentes, ou seja, 75,4% dos casos. Noventa e um (48,6%) eram hipertensos. A diabetes foi registada em 81 doentes (43,3%). (Tabela I)

Tabela I: História clínica dos pacientes

Historial médico Número Percentagem

História	Asma	5	2,6
respiratório	Broncopneumopatia	3	1,6
	obstrutiva crónica		
	Fibrose pulmonar	3	1,6
	Hipertensão	91	48.6
	Diabetes	81	43.3
	extra-respiração Patologia cardiovascular	39	20.8
Acidente vascular 11 5,8 cérebro			
Insuficiência renal	11	5,8	
Hipotiroidismo	7	3,7	

2. Caraterísticas Infeção por COVID-19

2.1. Contágio por SARS- COV2

O contacto com um indivíduo positivo foi detectado em 30 doentes (12%).

2.2. Atraso no diagnóstico

O atraso no diagnóstico foi de 7 dias (1-21 dias).

2.3. Sinais funcionais

Os sinais funcionais foram dominados pela dispneia (83,4%), tosse (65,3%) e astenia (47,1%). (Quadro II)

Quadro II: Sinais funcionais

Sinais funcionais	Número de pacientes	Percentagem (%)
Dispneia	207	83
Tosse	162	65
Astenia	117	47
Febre	79	32
Dores de cabeça	71	29
Problemas de trânsito	62	25
Anosmia	16	6
Agueusia	14	5

2.4. Diagnóstico significa :

O diagnóstico da infeção por SRA-CoV2 baseou-se na TAC torácica (em 119 doentes: 48%) enquanto se aguardavam os resultados da RT-PCR, que foi positiva em 100 doentes (84%). Apenas 112 doentes (45%) foram diagnosticados com base na TC torácica. E por TC torácica combinada com um teste rápido de antigénio positivo em 17 doentes (7%).

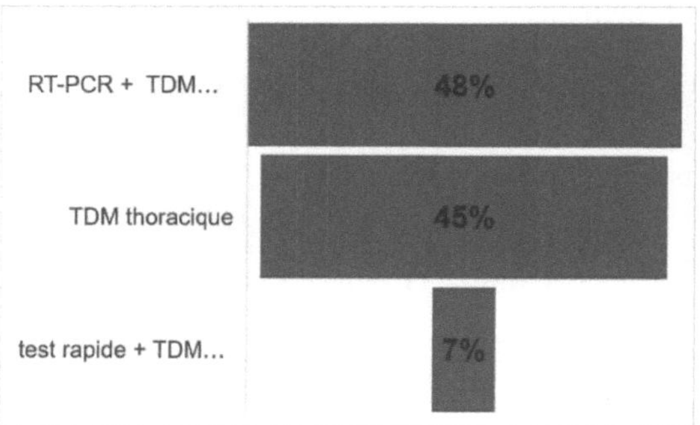

Figura 4: Distribuição por meios de confirmação da infeção por SARS-CoV-2

2.5. Sinais clínicos :

A febre foi observada em 27 doentes, com uma temperatura média de 38,6° (37°-40°). Foram observados sinais de insuficiência respiratória aguda em 89% dos doentes, com sinais de luta respiratória, uma frequência respiratória média de 28 c/min (20- 45 c/min) e uma saturação arterial média de oxigénio em ar ambiente de 79% (40%-88%).A auscultação pulmonar revelou estertores crepitantes em 171 doentes (68%), estertores roncadores em 9 doentes (3,6%) e estertores sibilantes em 5 doentes (2%). O exame cardiovascular revelou taquicardia (FC>100 b/min) em 78% dos doentes e uma pressão arterial média de 130/80 mmHg (100/50- 200/90 mmHg). A auscultação cardíaca revelou um ritmo irregular em 2% dos doentes. A consciência foi preservada na maioria dos doentes. Apenas três doentes (1%) apresentavam um estado neurológico alterado com um score de Glasgow de S7.

2.6.Dados biológicos

Nos testes hematológicos, observámos leucopenia em 6,3% dos casos, leucocitose normal em 59,33% dos casos e hiperleucocitose em 34,36% dos casos. A neutropenia foi registada em 6,6% dos doentes. A anemia nas mulheres foi de cerca de 20% e nos homens de cerca de 20,33%. Registou-se trombocitose em 6,6% dos doentes e trombocitopenia em 16,6%. A PCR média foi de 124 mg/l (0-372 mg/l). Foram solicitados ensaios de D-dímero em 229 doentes, tendo sido positivos (>500ng/ml) em 24 doentes, com um valor médio de 2239ng/ml (165- 10000ng/ml).

2.7. Eletrocardiograma :

O ECG mostrou taquicardia sinusal em 35% dos pacientes, taquiarritmia por fibrilação atrial em 2% e bloqueio sinoatrial em um caso.

3. Dados da tomografia computorizada do tórax:

3.1. Técnica de TC do tórax :

Foram efectuadas tomografias computadorizadas do tórax sem injeção de contraste iodado em 198 doentes (80%) (Fig. 5).

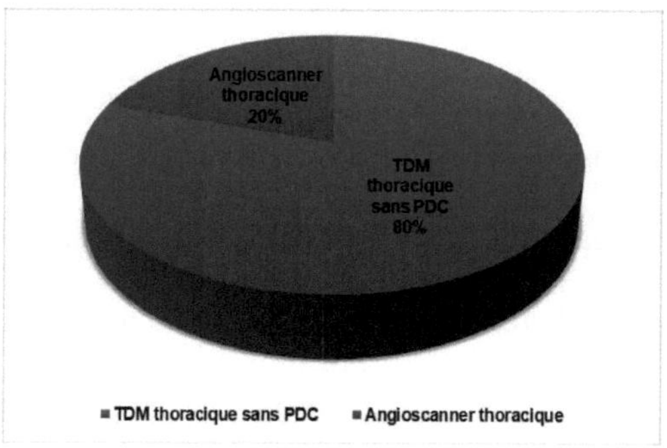

Figura 5: Repartição por técnica de TC torácica

3.2. Anomalias radiológicas :

Tipos de anomalias radiológicas (Quadro III)

A aparência sugestiva de pneumonia por COVID-19 foi encontrada em 227 casos (92%) e a pneumonia atípica por COVID-19 foi encontrada em 21 casos (8%). Anomalias associadas ao envolvimento pulmonar típico da COVID-19 foram observadas em 15% dos doentes. Estas incluíram embolia pulmonar em 8% dos casos e derrame pleural em 8%.

Quadro III: Tipos de anomalias observadas na TAC torácica

Tipos de anomalias	Número de pacientes	Percentagem (%)
Vidro fosco	220	88
Condensações	45	18
Crazypaving	86	35
Espessamento do perímetro broncovascular	15	6
Reticulação fina	41	17
Embolia pulmonar	19	8
Derrame pleural	20	8

A TC do tórax revelou outras anomalias em 54 doentes. casos (22%) (Quadro IV)

Tabela IV: Anomalias radiológicas descobertas por acaso

Defeito de tipo	Número	percentagem (%)
Adenoma da suprarrenal	4	7 ,4
Angioma vertebral centrossomático	3	5,5
Calcificaçõesvasculares(aorta /coronária/ válvula mitral)	3	5,5
Pedras nos rins	6	11
Cardiomegalia	5	9
Dilatação dos brônquios	5	9
Derrame pericárdico	6	11
Hamartocondroma	1	1,8
Trombo flutuante da aorta	2	3 ,7
Pneumotórax	1	1,8
Enfisema	3	5,5
Massa do mediastino anterior	1	1,8
Nódulo pulmonar espiculado	2	3,7
Isquémia mesentérica	1	1,8
Litíase vesicular	3	5,5
PID	3	5,5
Quisto renal	4	7,4
Nódulo da tiroide	4	7,4
Hérnia de hiato	4	7,4

- **Topografia das lesões :**

O envolvimento foi predominantemente subpleural em 106 casos (43%), posterior em 87 casos (35%) e misto em 108 casos.

- **Extensão do envolvimento pulmonar :**

O envolvimento bilateral foi registado em 217 casos (88%).

O envolvimento foi grave, com >50% de envolvimento em 127 casos (51%).

Tabela V: Grau de envolvimento pulmonar

Danos de grau	<10 %	10-25 %	25 - 50%	50-75	>75 %
Número de pacientes	4	27	90	87	40
Percentagem (%)	1,6	10,8	36,3	35,1	16,2

4. Gestão terapêutica

4.1. Assistência ventilatória :

A oxigenoterapia utilizando uma máscara de alta concentração com um caudal médio de 10 L/min foi indicada em todos os doentes. A ventilação não invasiva foi indicada em 23% dos doentes. A ventilação mecânica foi necessária em 3% dos doentes.

4.2. Terapia sistémica com corticosteróides :

Duzentos e trinta e quatro doentes (93%) receberam corticosteróides sistémicos (dexametasona) numa dose média de 8mg/dia (4-20mg/dia).

4.3. Terapia antibiótica :

Todos os doentes receberam terapêutica antibiótica. A combinação de uma fluoroquinolona de (3ª) geração com uma cefalosporina de 3ª geração foi a mais prescrita (88,7%).

4.4. Tratamento anti-coagulante :

Duzentos e trinta e três pacientes (93%) receberam tratamento anticoagulante preventivo. Os restantes doentes com embolia pulmonar ou trombose venosa profunda receberam tratamento curativo.

4.5. Terapia com vitaminas :

Todos os doentes vitamina D3.

5. Evolução :

A evolução foi favorável em 79% dos doentes com melhoria do estado respiratório. Vinte e três doentes (9,2%) apresentaram um agravamento do seu estado respiratório durante o internamento. Nestes doentes foi efectuada uma angioscan torácica que revelou embolia pulmonar em cinco, abcesso pulmonar em dois, pneumomediastino em dois e pneumotórax num. Sete doentes (3%) necessitaram de transferência para os cuidados intensivos com recurso a ventilação mecânica. O óbito ocorreu em 21 pacientes (8,46%) em decorrência de desconforto respiratório.

DISCUSSÃO

O método de diagnóstico de referência para a infeção por SARS-CoV2 é o teste laboratorial para o ARN viral utilizando RT-PCR (reação em cadeia da polimerase com transcriptase reversa) em zaragatoas nasofaríngeas. No entanto, são necessárias várias horas para obter os resultados e apenas alguns laboratórios dispõem deste teste. Além disso, embora a especificidade do teste viral seja excelente, a sua sensibilidade é imperfeita (60-70%) porque depende da qualidade da amostra e da taxa de replicação viral no trato respiratório superior [6-8]. A TC do tórax estabeleceu-se rapidamente como uma ferramenta de diagnóstico interessante, dada a apresentação frequentemente bastante caraterística das lesões da COVID-19 [9]. No nosso estudo, a TC torácica foi o principal exame utilizado para diagnosticar a infeção por SARS-CoV2, uma vez que foi solicitada em 99% dos casos. A TC torácica inicial, realizada sem injeção de contraste, está indicada em doentes com dispneia e/ou sinais de insuficiência respiratória aguda, de modo a assegurar uma gestão terapêutica precoce e a referenciação para unidades de isolamento COVID ou não COVID, em antecipação aos resultados da RT-PCR [10]. A sensibilidade da TC para o diagnóstico da COVID-19 é superior a 90%, sendo que os falsos negativos (exames normais quando a doença está presente) correspondem geralmente a doentes sintomáticos há menos de 3 dias [8,11]. A especificidade dos exames de TC é variável. Séries chinesas e italianas relataram valores de 25% e 56%, respetivamente [8,12], mas outras séries relataram valores tão elevados como 70%. Nas suas diretrizes de imagem COVID-19 datadas de 11 de junho de 2020, a OMS faz as seguintes três recomendações para o diagnóstico [13]:

- Nos contactos assintomáticos de doentes com COVID-19, a OMS sugere que não se recorra à imagiologia para o diagnóstico. Deve ser efectuado um teste RT-PCR para confirmar o diagnóstico de COVID-19.

- Em doentes sintomáticos com suspeita de COVID-19, a OMS sugere que a imagiologia torácica não deve ser utilizada para diagnosticar a COVID-19 quando o teste RT-PCR está disponível e os resultados podem ser obtidos rapidamente.

- Em doentes sintomáticos com suspeita de COVID-19, a OMS realiza uma imagiologia torácica para diagnosticar a COVID-19:

• o teste RT-PCR não está disponível

• o teste RT-PCR está disponível, mas os resultados demoram a chegar

- o teste RT-PCR inicial é negativo, mas os sinais clínicos sugerem fortemente a presença de uma COVID-19.

No nosso estudo, a TC torácica foi solicitada em primeiro lugar, dada a condição respiratória grave dos nossos doentes e o risco de atrasar o tratamento terapêutico enquanto se aguardavam os resultados da RT-PCR.

As anomalias mais caraterísticas da TC na pneumonia por COVID-19 são as áreas em vidro despolido multifocais, bilaterais e assimétricas (cerca de 80% dos casos). O envolvimento predomina classicamente nas regiões periféricas, posteriores e basais [11,14,15]. Geralmente não há síndrome micronodular, escavação, linhas septais ou adenomegalia mediastinal. Outros sinais têm sido relatados, como a presença de finas reticulações, espessamento peribroncovascular, dilatações vasculares peri ou intralesionais ou sinais de distorção parenquimatosa [15,16]. Na nossa série, as anomalias radiológicas detectadas pela TC torácica foram: opacidades em vidro despolido (), envolvimento bilateral das lesões, etc. (88%), distribuição periférica (43%), topografia posterior das lesões () e condensações parenquimatosas (). Os nossos resultados são semelhantes aos encontrados nas duas revisões da literatura efectuadas por Salehi et al e Ye et al: opacidades em vidro despolido (87%), envolvimento bilateral das lesões (80%), distribuição periférica (75%), envolvimento multilobar (89%), topografia posterior das lesões (80%) e condensações parenquimatosas (33%) [15,17]. Estas opacidades em vidro despolido têm sido frequentemente descritas como sendo arredondadas, nodulares ou com um padrão de pavimentação em mosaico. Os lobos inferiores são os mais afectados e o lobo médio é o menos afetado pela doença pulmonar. As opacidades puras em vidro fosco ou as opacidades associadas a condensações foram um dos padrões mais frequentemente encontrados [14]. A freqüência desses sinais varia de acordo com os estudos e o estágio da doença. Outros sinais como alargamento de vasos dentro de opacidades em vidro fosco, massas/nódulos, sinais de halo ou halo invertido, e opacidades lineares incluindo espessamento dos septos interlobulares têm sido descritos de forma variável [18].

Na nossa série, o envolvimento pleural foi observado em 8% dos casos. A presença de derrame pleural ou espessamento pleural isolado ou adjacente a lesões de COVID-19 também foi descrita [15, 17]. A meta-análise de Bao et al [19], que incluiu 13 estudos, mostrou que os derrames de líquido pleural foram raramente observados (6%); foram raros na fase inicial da COVID-19 e ocorreram mais frequentemente após o aparecimento de opacidades parenquimatosas e muitas vezes três semanas após o início da pneumonia. Na revisão sistemática de Ye et al [15], que incluiu 14 estudos sobre anomalias na TC da COVID-19, a prevalência de derrames pleurais foi de 5%, variando de 1% a 8%. No trabalho de Li et al [20], que incluiu 83 doentes, 25 dos quais sofriam de uma forma grave de COVID-19, o derrame pleural foi observado em 8,4% dos casos (7/83), mas apenas nas formas graves (28%; n= 7/25). Os derrames pleurais parecem ser raros na COVID-19 (<10%). São ainda mais raros na fase inicial da doença e ocorrem mais frequentemente 1 a 3 semanas após o aparecimento de opacidades parenquimatosas. Outro estudo [20] observou que os derrames pleurais foram observados apenas em formas graves de COVID-19 (frequência de derrames pleurais: 28%).

A apresentação imagiológica da pneumonia por COVID-19 varia de acordo com os diferentes estádios da doença, correspondendo geralmente a fases de organização da pneumonia ou a lesões alveolares difusas [21 ,22]. Alguns autores propuseram a seguinte classificação dos estádios da pneumonia por COVID-19 de acordo com o intervalo entre o início dos sintomas e a TC torácica: fase inicial, 0-5 dias; fase intermédia, 6-11 dias; e fase tardia, 12-17 dias

[22]. De facto, no início da doença (dias 0-4 após o início dos sintomas), as opacidades em vidro despolido predominam e estão localizadas num número limitado de lobos. A título de lembrete, mais de metade dos doentes podem ter uma TAC torácica normal nos primeiros 3 dias. Com o passar do tempo, durante a fase intermédia, assiste-se ao desenvolvimento de reticulações no interior das áreas em vidro despolido ("crazy-paving"), mas sobretudo a uma extensão das lesões a mais segmentos e lóbulos pulmonares. Segue-se o aparecimento de condensações e de lesões mistas (combinação de vidro despolido e condensações), algumas das quais assumem as caraterísticas de pneumonia organizada (foram descritos sinais de auréola e de auréola invertida, entre outros), e bandas de condensações subpleurais curvilíneas consideradas por alguns como típicas da COVID-19 [23]. Reticulações associadas a bronquiectasias e o desenvolvimento de espessamento irregular dos septos interlobulares foram observados após a segunda semana de doença e sugerem progressão para fibrose. Os achados de TC que coincidem com a melhoria clínica mostram uma resolução progressiva das condensações, que voltam a dar lugar a vidro despolido, e uma regressão do número de lobos afectados (também > D 14) [14, 24]. A extensão máxima das lesões parenquimatosas ocorre entre 6 e 11 dias

(pico em D10) após o início dos sintomas e é consistente com o tempo médio de 10,5 dias [25,26].

No nosso estudo, o envolvimento foi atípico em 8% dos casos. Em quase 10 Em alguns casos, o envolvimento pulmonar da COVID-19 pode ser atípico e assumir a forma de condensações pseudo-nodulares, por vezes acompanhadas por um sinal de halo invertido, sugerindo um padrão de pneumonia organizada. A apresentação unilateral é possível em cerca de 20-30% dos casos, geralmente numa fase inicial, antes de as lesões se tornarem bilaterais [8,27]. O envolvimento peribroncovascular ou por vezes apical também foi descrito [15,28]. Quando a infeção ocorre num pulmão remodelado (por exemplo, enfisema, fibrose), a apresentação multifocal periférica clássica raramente é encontrada, e comparação com exames anteriores pode ser de grande ajuda. Para facilitar a interpretação e melhorar a comunicação dos resultados entre radiologistas e clínicos, várias sociedades e equipas salientaram a importância de relatórios estruturados e normalizados, utilizando termos radiológicos claros e normalizados, como os sistemas de classificação CO-RADS (COVID-19 Reporting and Data System) e COVID-RADS [17,23]. A Sociedade Norte-Americana de Radiologia (RSNA) propôs uma classificação de 4 categorias de manifestações de COVID-19 na TC:

1) sinais típicos,

2) indeterminado, incluindo sintomas menos "típicos",

3) Atípicos: sinais que não foram ou são apenas excecionalmente relatados

4) negativo, sem sinais de pneumopatia [29].

Estes sistemas de classificação teriam também a vantagem de aumentar a especificidade da imagiologia para as categorias "típica" ou "suspeita muito elevada" de COVID-19 [23]. Na ausência ou na pendência de resultados de RT-PCR, estes devem ser interpretados em conjunto com os dados clínicos e biológicos, a fim de clarificar o diagnóstico clínico da COVID-19. Além disso, a Sociedade Francesa de Radiologia propôs uma avaliação visual da extensão da lesão, com vários estádios, incluindo envolvimento mínimo (<10%), moderado (10-25%), significativo (26-50%), grave (51-75%) e crítico (>75%). Foi observado um maior risco de desfecho desfavorável em doentes com envolvimento significativo e grave na imagiologia inicial [30]. Alguns estudos apoiam o carácter preditivo desta gradação da extensão da lesão na TC. O estabelecimento de scores de lesão pulmonar permitiria avaliar o prognóstico do doente e a necessidade de tratamento na unidade de cuidados intensivos [16]. (51%). Durante a avaliação inicial, não se justifica a injeção sistemática de scans. É fundamental saber a data de início dos sintomas. Embora as complicações trombo-embólicas sejam frequentes nas formas graves da doença, geralmente a partir de D10, a prevalência de embolia pulmonar durante a primeira semana não parece ser superior à de uma população não COVID [31, 32]. No entanto, existem duas circunstâncias particulares em que o angioscan deve ser considerado na fase inicial:

-Uma discrepância entre lesões parenquimatosas pulmonares ausentes ou mínimas e um quadro clínico grave compatível com EP.
-Níveis muito elevados de D-dímero.

Não existem dados que validem um limiar de D-dímero acima do qual o angioscan esteja indicado. Várias publicações sugerem que o risco de embolia pulmonar se torna muito elevado acima de um limiar de D-dímero de 3000 µg/L [33,34].

Na nossa série, o angioscan torácico foi solicitado de imediato em 50 casos (20%). O diagnóstico de embolia pulmonar foi feito em 19 pacientes (38%). Grillet et al [35] relataram uma taxa de positividade de 23% para estudos de angioscan torácico. Em Nova Iorque, Kaminetzky et al [36] referiram que, quando foi realizado um angioscan torácico, este foi positivo para EP em 37% dos doentes com COVID-19, em comparação com 14,5% dos doentes antes da pandemia. Uma meta-análise de 4 382 doentes hospitalizados com COVID-19 revelou uma incidência de EP de 17,6%, com uma taxa significativamente mais elevada em doentes com doença grave (21,7% vs. 12,5%) [37]. Assim, a incidência de EP varia consideravelmente na literatura, e permanece a incerteza quanto a quem deve efetuar um angioscan torácico [38].

Noutro estudo multicêntrico de 413 doentes hospitalizados com infeção por COVID-19 e com suspeita de embolia pulmonar (EP), a EP foi detectada em 25% dos doentes (IC 95%: 21, 29).

Para além dos protocolos de investigação clínica, não há necessidade de realizar uma TAC para reavaliação terapêutica em doentes clinicamente estáveis. Em caso de deterioração clínica confirmada, a angioscan torácica é mais frequentemente indicada. Este exame é utilizado para a pesquisa de embolia pulmonar, mas também para uma evolução adversa sob a forma de ARDS, de superinfeção bacteriana ou aspergilar, ou de pneumotórax sob ventilação mecânica [31].

Aproximadamente 15-30% dos doentes hospitalizados por infeção por SARS-CoV-2 evoluem para síndrome de dificuldade respiratória aguda (SDRA), a principal causa de morte nesta população. A SDRA é caracterizada na TC do tórax por condensações parenquimatosas bilaterais predominantemente nas regiões declinais [5, 39]

Na nossa série, 23 doentes apresentaram um agravamento do seu estado respiratório durante o internamento. Nestes doentes foi efectuada uma angioscan torácica, que revelou embolia pulmonar em cinco, abcesso pulmonar em dois, pneumomediastino em dois e pneumotórax num. Várias complicações podem também surgir durante o curso da pneumonia por SARS-CoV-2. A superinfeção bacteriana do parênquima pulmonar é suspeitada no caso de condensação alveolar unilateral associada a adenopatia e/ou efusões pleurais [16]. Atualmente, não é necessário injetar sistematicamente os exames de TC realizados no âmbito da investigação inicial. No entanto, se houver uma discrepância clínico-radiológica (dispneia e hipoxemia não explicadas por anomalias parenquimatosas), a investigação deve ser prosseguida com uma TAC injectada. Uma injeção é igualmente aconselhável em caso de deterioração respiratória de um doente com COVID-19 conhecido, nomeadamente numa unidade de cuidados intensivos. O valor da injeção mais sistemática em doentes com níveis muito elevados de D-dímero ainda está por avaliar.

CONCLUSÃO

Classificada como uma pandemia pela OMS em 11 de março de 2020, a infeção pela COVID-19 (Coronavírus 2019) representa um verdadeiro desafio médico. O teste de RNA viral por RT-PCR, a técnica de diagnóstico de referência até recentemente, tem uma boa especificidade, mas a sua sensibilidade tem sido debatida e, por vezes, não estava disponível em certos centros durante a primeira vaga. Por conseguinte, os estudos centraram-se em demonstrar o valor da realização de uma TAC torácica para fins de diagnóstico. Determinadas lesões de TC demonstraram ser caraterísticas da infeção por COVID-19. Existe um padrão temporal para o aparecimento das lesões acima descritas, bem como uma correlação entre a extensão das lesões e a duração da doença. Se se suspeitar do diagnóstico de pneumonia por COVID-19 sem qualquer evidência biológica, a tomografia computorizada oferece um excelente desempenho diagnóstico, com uma sensibilidade de 90% e uma especificidade de 91%. A TC do tórax desempenha, portanto, um papel fundamental na gestão da pneumonia por COVID-19, particularmente durante a investigação inicial, permitindo uma triagem rápida dos doentes dispneicos. Neste contexto, realizámos um estudo retrospetivo que incluiu 251 doentes admitidos na unidade de isolamento da COVID-19 entre janeiro e março de 2021, 248 dos quais (98,8%) realizaram uma TAC torácica na admissão. O diagnóstico de infeção por SARS-COV2 foi feito com base na tomografia computadorizada de tórax (em 119 pacientes: 48%) enquanto se aguardavam os resultados da RT-PCR, que foi positiva em 100 pacientes (84%). Apenas 112 doentes (45%) foram diagnosticados com base na TAC torácica. A TC torácica combinada com um teste rápido de antigénio positivo foi utilizada em 17 doentes (7%). A TC do tórax sem injeção de contraste iodado foi realizada em 198 doentes (80%). Foi encontrada uma aparência radiológica sugestiva de pneumonia por COVID-19 em 227 doentes (92%); foi encontrada uma aparência atípica de pneumonia por COVID-19 em 21 casos (8%); foram observadas anomalias associadas ao envolvimento pulmonar típico da COVID-19 em 15% dos doentes. Estas incluíram embolia pulmonar em 8% dos casos e derrame pleural em 7%. em 8% dos casos. O envolvimento foi predominantemente subpleural em 106 casos (43%), posterior em 87 casos (35%) e misto em 108 casos. O envolvimento pulmonar foi bilateral em 217 casos (88%) e grave com uma extensão >50% em 127 casos (51%). A evolução foi favorável em 79 dos doentes, com uma melhoria do seu estado respiratório. Vinte e três doentes (9,2%)

apresentaram um agravamento do seu estado respiratório durante o internamento. Nestes doentes foi efectuada uma angioscan torácica que revelou embolia pulmonar em cinco, abcesso pulmonar em dois, pneumomediastino em dois e pneumotórax num. Os resultados do nosso estudo mostram claramente que a TC de tórax é uma ferramenta essencial para o diagnóstico positivo da pneumonia por COVID-19, particularmente em pacientes com insuficiência respiratória aguda, seja devido à indisponibilidade de amostras de RT-PCR nasofaríngeas ou ao atraso na obtenção dos resultados deste teste. A TC de tórax também desempenha um papel importante na gestão das complicações.

REFERÊNCIAS

1. Zhu N, Zhang D, Wang W, Li X, Yang B, Song J, et al. China Novel Coronavirus Investigating and Research Team.A Novel Coronavirus from Patients with Pneumonia in China, 2019. N Engl J Med. 2020 Feb 20;382(8):727-733. doi: 10.1056/NEJMoa2001017.

2. Kucharski AJ, Russell TW, Diamond C, Liu Y, Edmunds J, Funk S, et al. Dinâmica inicial de transmissão e controlo da COVID-19: um estudo de modelação matemática. Lancet Infect Dis 2020;20(5):553-8.

3. Wu Z, McGoogan JM. Caraterísticas e lições importantes do surto da doença de coronavírus 2019 (COVID-19) na China: Resumo de um relatório de 72,314 casos do Centro Chinês de Controle e Prevenção de Doenças. JAMA. 2020 Abr 7;323(13):1239-1242. doi:10.1001/jama.2020.2648. PMID: 32091533.

4. Guan WJ, Ni ZY, Hu Y, Liang WH, Ou CQ, He JX, et al. Grupo de Peritos em Tratamento Médico da China para a Covid-19.Caraterísticas Clínicas da Doença de Coronavírus 2019 na China. N Engl J Med. 2020 abril 30;382(18):1708-1720. doi: 10.1056/NEJMoa2002032. Epub 2020 Feb 28. PMID: 32109013;

PMCID: PMC7092819.

5. Huang C, Wang Y, Li X, Ren L, Zhao J, Hu Y, et al. Caraterísticas clínicas dos pacientes infectados com o novo coronavírus de 2019 em Wuhan, China. Lancet. 2020 Feb 15;395(10223):497-506. doi: 10.1016/S0140-6736(20)30183-5. Epub 2020
24 de janeiro. Erratum in: Lancet. 2020 Jan 30;: PMID: 31986264; PMCID: PMC7159299.

6. Fang Y, Zhang H, Xie J, Lin M, Ying L, Pang P, et al. Sensibilidade da TC de tórax para a COVID-19: Comparação com RT-PCR. Radiologia 2020;19:200432.

7. Wang W, Xu Y, Gao R, Lu R, Han K, Wu G, et al. Deteção do SARS-CoV-2 em diferentes tipos de espécimes clínicos. JAMA. 2020 May 12;323(18):1843- 1844. doi: 10.1001/jama.2020.3786. PMID: 32159775; PMCID: PMC7066521.

8. Ai T, Yang Z, Hou H, Zhan C, Chen C, Lv W, et al. Correlação de TC de tórax e teste RT-PCR na doença de coronavírus 2019 (COVID-19) na China: Um relatório de 1014 casos. Radiologia 2020;200642.

9. Pan F, Ye T, Sun P, Gui S, Liang B, Li L, et al. Curso de tempo das alterações pulmonares na TC de tórax durante a recuperação da nova pneumonia por Coronavírus (COVID-19) de 2019. Radiologia 2020;

200370.

10. Conselho Superior de Saúde Pública de França. Avis du 23 mars 2020 relatif aux recommandations thérapeutiques dans la prise en charge du COVID-19 (complémentaire à l'avis du 5 mars 2020). Paris: HCSP; 2020.

11. Bernheim A, Mei X, Huang M, Yang Y, Fayad ZA, Zhang N, et al. Achados da TC de tórax na doença de Coronavírus-19 (COVID-19): relação com a duração da infeção. Radiologia 2020;200463.

12. Caruso D, Zerunian M, Polici M, Pucciarelli F, Polidori T, Rucci C, et al. Caraterísticas da TC de tórax do COVID-19 em Roma, Itália. Radiologia 2020;201237.

13. Akl EA, Blazié I, Yaacoub S, Frija G, Chou R, Appiah JA, et al. Utilização de imagens do tórax no diagnóstico e tratamento da COVID-19: Um Guia de Aconselhamento Rápido da OMS. Radiologia. 2021 Feb;298(2):E63-E69. doi: 10.1148/radiol.2020203173.

14. Salehi S, Abedi A, Balakrishnan S, Gholamrezanezhad A. Doença do Coronavírus 2019 (COVID-19): Uma revisão sistemática dos achados de imagem em 919 pacientes. AJR Am J Roentgenol. 2020 Mar 14: 1-7. doi: 10.2214 / AJR.20.23034.

15. Ye Z, Zhang Y, Wang Y, Huang Z, Song B. Manifestações de TC de tórax da nova doença de coronavírus 2019 (COVID-19): uma revisão pictórica . EurRadiol. 2020 Ago; 30 (8): 4381-4389. doi: 10.1007 / s00330-020-06801-0.

16. Zhao W, Zhong Z, Xie X, Yu Q, Liu J. Relação entre os achados da TC de tórax e as condições clínicas da pneumonia por doença por coronavírus (COVID-19): Um Estudo Multicêntrico. AJR Am J Roentgenol. 2020 maio;214(5):1072-1077.

17. Salehi S, Abedi A, Balakrishnan S, Gholamrezanezhad A. Sistema de informação e dados imagiológicos da doença de Coronavírus 2019 (COVID-19) (COVID-RADS) e léxico comum: uma proposta baseada nos dados imagiológicos de 37 estudos. Eur Radiol. 2020 Sep;30(9):4930-4942.

18. Caruso D, Zerunian M, Polici M, Pucciarelli F, Polidori T, Rucci C, et al. Caraterísticas da TC de tórax do COVID-19 em Roma, Itália. Radiologia. 2020 Abr 3:201237. doi: 10.1148/radiol.2020201237.

19. Bao C, Liu X, Zhang H, et al. Achados de TC da doença de Coronavírus 2019 (COVID-19): Uma revisão sistemática e meta-análise. J AmCollRadiol 2020;17:701-9.

20. Li K, Wu J, Wu F, Guo D, Chen L, Fang Z, et al. As caraterísticas

clínicas e de TC de tórax associadas à pneumonia grave e crítica por COVID-19. Invest Radiol. 2020 Jun;55(6):327-331

21. Guan CS, Lv ZB, Yan S, Du YN, Chen H, Wei LG,et al . Caraterísticas de imagem da doença de Coronavirus 2019 (COVID-19): Avaliação em TC de secção fina. AcadRadiol. 2020 maio;27(5):609-613.

22. Li M, Lei P, Zeng B, Li Z, Yu P, Fan B, Wang C, Li Z, Zhou J, Hu S, Liu H. Doença do Coronavírus (COVID-19): Espectro de Achados de TC e Progressão Temporal da Doença. AcadRadiol. 2020 May;27(5):603-608.

23. Prokop M, van Everdingen W, van Rees Vellinga T, Quarles van Ufford H, Stöger L, Beenen L, et al. Grupo de Trabalho para a Elaboração de Relatórios Normalizados sobre a COVID-19 da Sociedade Holandesa de Radiologia. CO-RADS: Um esquema de avaliação categórica de TC para pacientes com suspeita de ter COVID-19-Definição e avaliação. Radiologia. 2020 Aug;296(2):E97-E104.

24. Pan F, Ye T, Sun P, Gui S, Liang B, Li L, Zheng D, Wang J, Hesketh RL, Yang L, Zheng C. Curso de tempo das alterações pulmonares na TC de tórax durante a recuperação da doença de

coronavírus 2019 (COVID-19). Radiologia. 2020 Jun;295(3):715-721.

25. Wang Y, Dong C, Hu Y, Li C, Ren Q, Zhang X,et al . Alterações temporais dos achados de TC em 90 pacientes com pneumonia por COVID-19: Um Estudo Longitudinal. Radiology. 2020 Ago;296(2):E55-E64.

26. Shi H, Han X, Jiang N, Cao Y, Alwalid O, Gu J, et al. Achados radiológicos de 81 pacientes com pneumonia por COVID-19 em Wuhan, China: um estudo descritivo. Lancet Infect Dis. 2020 Abr;20(4):425-434

27. Kanne JP. Achados de TC de tórax nas novas infecções por coronavírus de 2019 (2019-nCoV) de Wuhan, China: Pontos-chave para o radiologista. Radiologia 2020;295(1):16-7.

28. Chung M, Bernheim A, Mei X, Zhang N, Huang M, Zeng X, et al. Caraterísticas de imagem de TC do novo coronavírus de 2019 (2019-nCoV). Radiologia 2020;295(1):202-7

29. Simpson S, Kay FU, Abbara S, Bhalla S, Chung JH, Chung M, et al. Radiological Society of North America Expert Consensus Statement on Reporting Chest CT Findings Related to COVID-19. Endossado pela Sociedade de Radiologia Torácica, o Colégio

Americano de Radiologia e RSNA.J Thorac Imaging. 2020 Abr 28.

30. Leila Moulay Rchid. Valor prognóstico da tomografia computadorizada de tórax em pacientes hospitalizados por pneumonite por COVID 19. Ciências da Vida [q-bio]. 2020. ffdumas-03110659

31. Freund Y, Drogrey M, Miró Ò, Marra A, Féral-Pierssens AL, PenalozaA,et al. IMPROVING EMERGENCY CARE FHU Collaborators. Associação entre Embolia Pulmonar e COVID-19 em Pacientes do Departamento de Emergência Submetidos a Angiografia Pulmonar por Tomografia Computadorizada: The PEPCOV International Retrospective Study. AcadEmerg Med. 2020 Sep;27(9):811-820.

32. Jalaber C, Revel MP, Chassagnon G, Bajeux E, Lapotre T, Croisille P, et al Papel da angiografia pulmonar por TC inicial na admissão em pacientes com COVID-19.Thromb Res. 2020Dez; 196: 138-140. doi: 10.1016 / j.thromres.2020.08.037.

33. Tang N, Bai H, Chen X, Gong J, Li D, Sun Z. O tratamento anticoagulante está associado a uma diminuição da mortalidade em doentes com doença grave por coronavírus 2019 com coagulopatia. J ThrombHaemost. 2020 May;18(5):1094-1099.

34. Bompard F, Monnier H, Saab I, Tordjman M, Abdoul H, Fournier L,et al . Embolia pulmonar em pacientes com pneumonia COVID-19. Eur Respir J. 2020 Jul 30;56(1):2001365.

35. Grillet F, Behr J, Calame P, Aubry S, Delabrousse E. Embolia Pulmonar Aguda Associada à Pneumonia COVID-19 Detectada com Angiografia Pulmonar por TC. Radiologia. 2020 Sep;296(3):E186-E188.

36. Kaminetzky M, Moore W, Fansiwala K, Babb JS, Kaminetzky D, HorwitzLI, et al. Embolia pulmonar na angiografia pulmonar por TC em pacientes com COVID-19. RadiolCardiothorac Imaging. 2020 Jul 2;2(4):e200308.

37. Liu Y, Cai J, Wang C, Jin J, Qu L. Uma revisão sistemática e meta-análise da incidência, prognóstico e indicadores laboratoriais de tromboembolismo venoso em pacientes hospitalizados com doença de coronaviru 2019.J VascSurg Venous LymphatDisord. 2021 Sep;9(5):1099-1111.e6.

38. Ullah W, Saeed R, Sarwar U, Patel R, Fischman DL. COVID-19 Complicado por embolia pulmonar aguda e insuficiência cardíaca do lado direito. JACC Case Rep. 2020 Jul 15;2(9):1379-1382.

39. Wang D, Hu B, Hu C, Zhu F, Liu X, Zhang J, et al. Caraterísticas

clínicas de 138 pacientes hospitalizados com 2019 nova pneumonia infetada por coronavírus em Wuhan, China. JAMA. 2020 Mar 17;323(11):1061-1069.

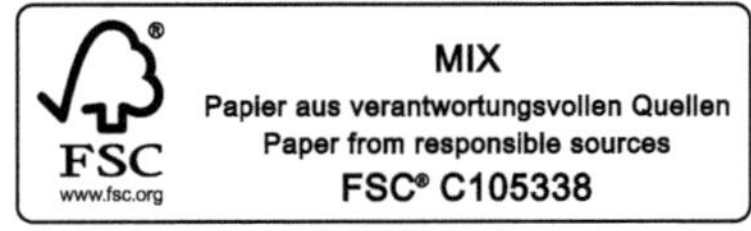

Printed by Books on Demand GmbH, Norderstedt / Germany